BEI GRIN MACHT SICH IHR WISSEN BEZAHLT

AF141217

- Wir veröffentlichen Ihre Hausarbeit,
  Bachelor- und Masterarbeit

- Ihr eigenes eBook und Buch -
  weltweit in allen wichtigen Shops

- Verdienen Sie an jedem Verkauf

Jetzt bei www.GRIN.com hochladen und kostenlos publizieren

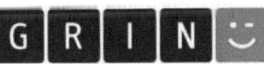

Das Pflegemodell von Roper-Logan-Tierney. Das Lebensmodell, Anwendungen und Beispiele

Nicole Vanersa

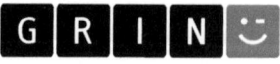

Bibliografische Information der Deutschen Nationalbibliothek:

Die Deutsche Nationalbibliothek verzeichnet diese Publikation in der Deutschen Nationalbibliografie; detaillierte bibliografische Daten sind im Internet über http://dnb.d-nb.de abrufbar.

ISBN: 9783346995339
Dieses Buch ist auch als E-Book erhältlich.

© GRIN Publishing GmbH
Trappentreustraße 1
80339 München

Druck und Bindung: Books on Demand GmbH, Norderstedt Germany
Gedruckt auf säurefreiem Papier aus verantwortungsvollen Quellen

Das Buch bei GRIN: https://www.grin.com/document/1438270

Hausarbeit

Pflegewissenschaft

(Das Pflegemodell von Roper-Logan-Tierney, 1980)

Akkon Hochschule für Humanwissenschaften

Studiengang: Erweiterte Klinische Pflege Schwerpunkt Intensiv- und Anästhesiepflege

Modul: Pflegewissenschaft

Semester: SoS 2021

Nicole Vanersa

12.08.2021

Inhaltsverzeichnis

Abbildungsverzeichnis

Einleitung

Im folgenden Text wird das Roper-Logan-Tierney Pflegemodell (auch RLT-Modell) mit seinen 12 Lebensaktivitäten (LA) vorgestellt. Es wurde in Edinburgh, Schottland entwickelt und zum ersten Mal 1980 in dem Werk „The Elements of Nursing" von Nancy Roper publiziert (Roper et al., 2016). In dieser Form sollte es primär dem Lehrzweck in der Pflegeausbildung dienen sowie dem/der Berufsanfänger/-in der Krankenpflege eine Orientierung sein. In den Folgejahren erfreute sich dieses Modell zunehmender Beliebtheit bei vielen Pflegenden und innerhalb der Pflegeschulen wurde es zum Standardwerk. Das RLT-Modell wurde weiter entwickelt und drei modifizierte Auflagen dieses Lehrbuches verbreiteten sich schnell innerhalb ganz Europas (vgl. Roper et al., 2016, S. 17). Später wurde das Pflegemodell aus diesem Lehrbuch ausgegliedert und steht seitdem als eigenständige Monografie zur Verfügung. Zu der englischen Originalfassung aus dem Jahr 2000 gibt es für deutsche Leser/-innen die aktuelle und dritte Übersetzung, „Das Roper-Logan-Tierney-Modell" von Roper et al. (2016). Dieses Pflegemodell ist bis heute von Interesse wegen seiner einfachen und übersichtlichen Gestaltung und wird neben einer Vielzahl weiterer Pflegetheorien noch unterrichtet. Als Nancy Roper sich 1970 in ihrem Masterstudium an der Universität von Edinburgh mit dem „gemeinsamen Kern der Pflege" beschäftigte, befand sich die britische Gesellschaft und ihr Verständnis von Gesundheitsfürsorge erneut im Umbruch. In England war der National Health Service (NHS) schon seit 1948 etabliert und stellte als nationales Gesundheitssystem die kostenfreie Behandlung seiner Bürger/-innen sicher. Die zunehmende Verbesserung der medizinischen Versorgung einer wachsenden modernen Bevölkerung forderte eine Professionalisierung und Definition von Pflege (Roper et al., 2016). Nach Hallensleben (2003, S. 59) war es nicht vorrangig das Ziel der Pflegetheorie von Roper, wie auch der von Henderson und Orem, „[…] einzelne pflegerelevante Phänomene zu beschreiben, zu erklären oder vorauszusagen. Vielmehr ging es ihnen darum, die Pflege als wissenschaftliche Disziplin zu verorten und das Berufsbild Pflege präskriptiv abzustecken". Die drei Autorinnen des RLT-Modells, Nancy Roper, Winifred Logan und Alison Tierney wurden von den Entwicklungen der amerikanischen Pflegewissenschaft in den 1950er-Jahren beeinflusst. Die pflegetheoretischen Überlegungen von Virginia Henderson zu den 14 Grundbedürfnissen des Menschen wurden erstmals 1955 in dem „Textbook of the Principles and Practice of Nursing" (Harmer & Henderson, 1955) veröffentlicht und 1960 publizierte der International Council of Nurses (ICN) ihre „Principles of Nursing" (Roper et al., 2016). Hendersons Pflegetheorie wurde nach der Typologie von Meleis in die Kategorie „Denkschule der Bedürfnisse" eingeordnet, um den Gesamtüberblick auf die Vielzahl der Modelle zu ermöglichen (Hallensleben, 2003). Das RLT-Modell erfuhr keine definitive Zuordnung, wird von der breiten Masse aber oft im Sinne der Weiterentwicklung von Hendersons Theorie, als Bedürfnismodell bezeichnet. Dies spiegelt sich in den 12 Lebensaktivitäten wieder, die einen grundlegenden Teil dieses konzeptuellen Pflegemodells ausmachen. In der folgenden Arbeit soll auch auf die Fragestellung eingegangen werden, ob mit Hilfe des Roper-Logan-Tierney Pflegemodells die Bedürfnisse von komplexen pädiatrischen Intensivpatienteninnen und Intensivpatienten mit ihrem Umfeld innerhalb des Pflegeprozesses richtig erkannt und formuliert werden können.

Ausführung der Literaturrecherche

Für die Erklärung des RLT-Modells in der folgenden Arbeit wurde als roter Faden die Monografie von Nancy Roper, Winifred W. Logan und Alison J. Tierney, „Das Roper-Logan-Tierney-Modell" in der 3. Auflage der deutschen Übersetzung von 2016 in Form eines E-Books benutzt (Roper et al., 2016). Diese beruht auf dem englischen Original aus dem Jahr 2000, „The Roper-Logan-Tierney Model of Nursing" (Roper et al., 2000). Die Literaturrecherche zu den wissenschaftlichen Artikeln für die Einordnung und Bewertung des Pflegemodells erfolgte über die Online-Bibliotheken der Akkon Hochschule und der Charité in den zur Verfügung stehenden Datenbanken von CINHAL, PubMed und Livivo (Hallensleben, 2003; Stemmer, 2003; Tierney, 1998; Williams, 2017). Die direkte Eingabe der Suchbegriffe: „Roper", „RLT-Modell", „Nursing Model", „Bewertung Pflegemodelle" mittels Booleschen Operatoren, „AND" und „OR" ergaben leicht die gesuchten Ergebnisse. Diese ausgewählten älteren Artikel aus der Zeitschrift der Deutschen Gesellschaft für Pflege, „Pflege und Gesellschaft" konnten wegen des Erscheinungsjahres 2003 nur als verlinkte PDF-Datei heruntergeladen werden, sind aber leicht zugänglich. Des Weiteren wurde Literatur aus Büchern eigenen Bestands verwendet, „Pflegewissenschaft" (Brandenburg & Dorschner, 2021), „Pflegetheorie" (A. I. Meleis, 1999), „Pflegetheorien" (Schaeffer et al., 2008), „Konzeptuelle Modelle der Pflege" (Fawcett, 1998), „Pflegeprinzipien im Pflegeprozess" (Roper, 1997) und „Der Prozess des Diagnostizierens" (Schrems, 2021). Die frühesten Originalausgaben des RLT-Pflegemodells (Roper, 1980; Roper et al., 1982) und der Theorie von Henderson (Harmer & Henderson, 1955; Henderson, 1977) sind nicht als digitales Dokument einzusehen und existieren nach ausgiebiger Suche nur in Papierform, u.a. in der Library of Congress in Washington D.C. Aus diesem Grund wird sich im Text bei der Erklärung geschichtlicher Zusammenhänge auf die zuvor genannten Quellen bezogen. Die aufgeführten Kurzbeispiele im Text sollen das konzeptuelle Modell von Roper anschaulich gestalten, für Pflegekräfte nachvollziehbar machen und die Frage nach der Erkennung und Formulierung kindlicher Bedürfnisse auf einer Intensivstation unterstreichen. Es sind einzelne Studien, Reviews und Leitlinien aktueller Artikel aus dem pädiatrischen Intensivpflegebereich. Diese werden bis auf das direkte Anwendungsbeispiel des RLT-Pflegemodells nicht bis ins Detail bearbeitet. Es konnte eine Vielzahl von Literatur über die bekannten Datenbanken CINHAL, PubMed, Cochrane Library und bei Livivo gefunden werden. Die Suchbegriffe waren: „Pediatrics" „Pediatric Care", „Pediatric ICU", „Nursing", „Non-pharmaceutical", „interventions", „Airway", „Nutrition", „palliative care" und die Booleschen Operatoren „AND" und „OR". Weitere interessante Quellen wurden mit dem Schneeballsystem aufgrund der gefundenen Artikel verortet und mussten wegen ihrer Masse an Informationen sortiert und weggelassen werden. Bei der Literaturrecherche viel auf, dass zwar das RLT-Modell sehr bekannt ist, aber nur wenige ausführliche Anwendungsbeispiele für den pädiatrischen Intensivpflegebereich existieren.

1 Begriffsbestimmungen zum RLT-Modell

Für das leichtere Verstehen des Pflegemodells von Roper wird ein pflegewissenschaftliches Grundwissen der Leser/-innen vorausgesetzt. Im Folgenden werden einige Begrifflichkeiten kurz geklärt, auf die im Text immer wieder Bezug genommen wird.

1.1 Was ist eine Pflegetheorie?

Pflegetheorien versuchen Pflege und pflegerisches Handeln wissenschaftlich zu definieren und damit eine scharfe Abgrenzung zur reinen Medizin und dem ärztlichen Berufsstand zu schaffen. „Theorieentwicklung ist eine wesentliche Aufgabe der Wissenschaft, so auch für die Pflege als wissenschaftliche Disziplin" (Brandenburg & Dorschner, 2021, S. 173). Sie entstanden als in den 1950er Jahren die Forderung nach einer Professionalisierung und Strukturierung des Pflegeberufs und seiner Ausbildung wuchs. A. Meleis (2008, S. 28) schrieb zur allgemeinen Definition von Theorie: „Theorien sind abstrakte Darstellungen einer Realität, die zur Beantwortung wichtiger Fragen formuliert werden". Die Reichweite und der dadurch bestimmte Abstraktionsgrad findet sich je nach Pflegetheorie unterschiedlich stark ausgeprägt wieder. Eine Abgrenzung auf dieser Ebene zu den Pflegemodellen wird zwar oft in der Fachliteratur formuliert, gestaltet sich aber als teilweise schwer verständlich und ist nicht einheitlich beschrieben (Brandenburg & Dorschner, 2021). „Das Spektrum reicht von einer synonymen Verwendung beider Begriffe auf der einen bis hin zu ganz ausdifferenzierten unterschiedlichen Ansätzen auf der anderen Seite" (Brandenburg & Dorschner, 2021, S. 177).

Die zwei bekanntesten Ansätze für diese Begriffsabgrenzung sind einmal der wissenschaftstheoretische nach Fawcett (1998) in konzeptuelle Modelle und Theorien.

A. I. Meleis (1999) lehnt diese Differenzierung ab und trifft ihre Einteilung rein inhaltlich (vgl. Brandenburg & Dorschner, 2021). Pflegetheorien haben das Ziel, klar ausgedrückte, systematische und geordnete Aussagen zu ihren Inhalten zu geben und damit eine Grundlage für evidenzbasierte Pflege zu schaffen (Stemmer, 2003). Dazu bekräftigend sagte Schrems (2011, S. 1): „[...] Theorien [sind] auch die Grundlage von Wahrnehmungen und Beobachtungen und formen so das Forschungsfeld, die Methoden der Datensammlung und die Interpretation der Ergebnisse. Theorien sind damit nicht nur ein Ergebnis, sondern auch der Ausgangspunkt von Forschungsvorhaben [...]". Pflegetheorien bestehen aus einzelnen Konzepten, also den präzisen und wörtlichen Beschreibungen beobachteter Pflegephänomene, sowie den Aussagen über ihre Beziehungen zueinander (A. I. Meleis, 1999). Mit Hilfe empirisch überprüfter Pflegetheorien und Pflegemodelle können nach Schrems (2021) diese Pflegephänomene auch vorhersagt werden.

1.2 Wie gestaltet sich ein Pflegemodell?

Brandenburg und Dorschner (2021, S. 141) treffen folgende Aussage zu dem Begriff des Modells: „Ein Modell stellt [.] eine vereinfachte Darstellung eines Problems, eines Gegenstandes, einer Handlung usw. dar, um die Betrachtung desselben zu erleichtern oder oft überhaupt erst möglich zu machen". Pflegemodelle bilden also das große Fachgebiet der Pflege in seinen Tätigkeiten und Aufgaben in groben Zügen ab, werden somit allgemein als abstrakter angesehen als Pflegetheorien (vgl. Brandenburg & Dorschner, 2021, S. 177). Im Sinne von A. Meleis (2008, S. 30) „[sind] Modelle aus den gleichen Bestandteilen zusammengesetzt wie eine Theorie [...], aber die Konzepte und Beziehungen [...] sind von begrenzter Komplexizität". So wie Architekt/-innen ein Haus vor seiner Errichtung als plastisches Modell anfertigen, um das Geplante und noch nicht Greifbare sichtbar zu machen, kann man sich ein Pflegemodell vorstellen. Auch wenn das Gebäude, in unserem Fall steht es für die Pflege, zu einem späteren Zeitpunkt bereits steht, kann das Modell jederzeit angepasst und erweitert werden. Seine Gestalt und dessen Inhalte werden für Außenstehende erfahrbarer und nachvollziehbarer, auch wenn es nicht die direkte empirische Realität abbildet (Brandenburg & Dorschner, 2021). Zwei stark dominierende Pflegewissenschaftlerinnen, Fawcett und Meleis teilten Pflegemodelle und Pflegetheorien ganz unterschiedlich ein, wie bereits zuvor erwähnt und lösen damit bis heute Diskussionen in Fachkreisen aus (Brandenburg & Dorschner, 2021).

1.3   Was ist unter einem Konzept/konzeptuellem Pflegemodell zu verstehen?

Fawcett (1998, S. 12) gibt folgende Definition vor: „Konzepte fassen geistige Vorstellungen von Phänomenen in einem Begriff zusammen". Die Bezeichnung des „konzeptuellen Pflegemodells" wurde von Jacqueline Fawcett geprägt und dessen Bedeutung ausführlich in ihren Werken beschrieben. Im allgemeinen Sprachgebrauch werden konzeptuelle Modelle von Pflegenden oft als Modelle bezeichnet und auch als solche verstanden. Nach Fawcett (1998) liegt ihnen die empirische Beobachtung zu Grunde als auch die Erfahrung aus eigener Tätigkeit und Intuition. Ihre Bildung kann induktiv sowie deduktiv sein und stellt einen Bezugsrahmen zur Pflegetheorie her. Konzeptuelle Modelle sind allgemein und unspezifisch formuliert im Gegensatz zu Theorien und dienen als Orientierung in der Praxis (Fawcett, 1998). Das RLT-Modell wird von Fawcett nicht als konzeptuelles Pflegemodell erwähnt. Folgend stellt Roper et al. (2016, S. 173) fest, dass „[typischerweise] [.] amerikanische Pflegeautor/innen – einschließlich Fawcett – keine Pflegemodelle anerkannt [haben], die nicht in Nordamerika entwickelt wurden". Die Autorinnen des RLT-Pflegemodells legen ihre Überzeugungen dar und schreiben, dass ihr Modell den Kriterien eines konzeptuellen Pflegemodells nach Fawcett entspricht (vgl. Roper et al., 2016, S. 177).

1.4   Was gehört zum Pflegeprozess?

Roper (1997, S. 14) schreibt zum Pflegeprozess: „Es kann nicht genug betont werden, daß der Pflegeprozess lediglich eine Methode der Ausführung von Pflege darstellt". Es gibt verschiedene Pflegeprozessmodelle, die den Ablauf konkreter Pflege nach dem Prinzip des kybernetischen Regelkreises beschreiben (Schrems, 2021). Das ursprüngliche, auch von Roper angewandte Pflegeprozessmodell ist ein 4-Schritt-Modell und wurde von Yura und Walsh 1973 etabliert, dieses wurde weitgehend von der WHO (World Health Organisation) übernommen und weist nach der Abbildung von Schrems (2021, S. 106) die folgenden Schritte auf: Assessment, Planung, Implementierung und Evaluation. Mit Einführung der NANDA-I (North American Nursing Diagnosis Association International) Pflegediagnosen wurde dieses hauptsächlich in den USA verbreitete Pflegeprozessmodell um den fünften Schritt der Diagnose nach dem Pflegeassessment erweitert. Somit können Gesundheitsprobleme einheitlich benannt und systematisiert werden (vgl. Schrems, 2021, S. 21 f.). Der Pflegeprozess ist meist Bestandteil der Pflegetheorien und -modelle und gemäß Schrems (2021, S. 27) „ […] wird [er] dabei nicht alleine als Instrument zur Erfassung des Pflegebedarfs und der Planung, Umsetzung und Evalulerung notwendiger Pflegeinterventionen gesehen, sondern als Interaktion, die dem Beziehungsaufbau dient". In Deutschland wird das 6-Schritt-Modell von Fiechter und Meier aus dem Jahr 1988 am meisten verwendet und unterrichtet. Es sieht keine direkte

Pflegediagnose vor, legt aber einen hohen Wert auf die Pflegeprobleme und -ressourcen, sowie die wörtliche Festlegung von Pflegezielen in einem Pflegeplan. Roper (1997) hält sich an vier Phasen, die Einschätzung, Planung, Durchführung und Evaluation. Als ein Ziel des Pflegeprozesses betrachtet Nancy Roper die Individualisierung und Qualitätsüberwachung der Pflege mit ihren Maßnahmen (vgl. Roper, 1997, S. 15). Des Weiteren ermöglicht er den Kolleginnen und Kollegen und ferner den Führungskräften, Pflege überprüfbar und nachvollziehbar zu machen. Seit 1980 wird die akzeptierte Nomenklatur des Pflegeprozesses im RLT-Modell verwendet (vgl. Roper et al., 2016, S. 196).

2 Das Lebensmodell von Roper

Die Überlegungen Ropers zu den Gemeinsamkeiten in der Pflege über die speziellen Fachbereiche hinaus führte sie zu den Alltagsaktivitäten, später als Lebensaktivitäten bezeichnet. Daraus entwickelte sie ein Lebensmodell mit ihren Kolleginnen Winifred Logan und Alison Tierney, aus dem das Pflegemodell entstand (Roper et al., 2016). Damit wurde der Versuch der Pflegetheoretikerinnen unternommen, „Leben" zu beschreiben. Ihnen war bewusst, dass dies bei der Komplexität des Themeninhaltes nur begrenzt und auf den Bereich der Pflege bezogen möglich sein wird (Roper et al., 2016, S. 29). Dieses Lebensmodell setzt sich aus fünf Konzepten zusammen, die im nachstehenden Text bis auf das der LAs nur kurz dargelegt werden, um dann im Verlauf an das Pflegemodell anzuknüpfen. Dazu erklärend schreiben Roper et al. (2016, S. 31): „Diese vier sich gegenseitig beeinflussenden Konzepte (LAs, Lebensspanne, Abhängigkeits-/Unabhängigkeits-Kontinuum, beeinflussende Faktoren) bilden zusammen die einzigartige Mischung, die das fünfte Konzept bestimmt: die Individualität im Leben". Das gesamte Lebensmodell ist anhand des Original-Diagramms von Roper et al. (2016, S. 28) im Anhang dieser Arbeit einzusehen.

2.1 Die Lebensaktivitäten

Die Lebensaktivitäten sind jene Tätigkeiten des Menschen, die sein tägliches Leben essenziell bestimmen und ausmachen. Dieses Konzept der LAs ist Grundlage und Mittelpunkt des ganzen Lebensmodells und dem nachfolgenden Pflegemodell. Der Begriff Lebensaktivitäten löste die Bezeichnung „Aktivitäten des täglichen Lebens" (ATL) im Verlauf der Modellentwicklung ab, da diese Tätigkeiten des Menschen nicht unbedingt täglich erfolgen, neue LAs („Für eine sichere Umgebung sorgen", „Regulieren der Körpertemperatur", „Sich als Mann oder Frau fühlen und verhalten" → jetzt als „Seine Geschlechtlichkeit leben", und „Sterben") wurden hinzugefügt (vgl. Roper et al., 2016, S. 195 f.). Zunehmend wurde auch auf Umweltfragen und soziokulturelle Einflüsse eingegangen (vgl. Roper et al., 2016, S. 196 f.), welche in dem Text von Roper et al. (2016) nicht vollständig von den Lebensaktivitäten getrennt sind und darum bereits dort mit einfließen. Die Einflussfaktoren als eigenes Konzept werden nachfolgend kurz behandelt. Übergeordnet lässt sich nach Roper et al. (2016, S. 32) sagen, dass die drei Konzepte, „[.] Lebensspanne, [.] Abhängigkeits-/Unabhängigkeits-Kontinuum und die beeinflussenden Faktoren [.] im Hinblick auf ihre Beziehung zu jeder der 12 Lebensaktivitäten interpretiert [werden]". Eine genauere Veranschaulichung der Lebensaktivitäten in Bezug auf die Anwendungsmöglichkeiten im Rahmen des Pflegeprozesses (Roper, 1997) wird unter dem Punkt „Anwendungsstudie und Beispiele zum Pflegemodell" aufgezeigt. Hier die Auflistung der 12 LAs und die zwei näher betrachteten Lebensaktivitäten, „Sich bewegen" und „Sterben" nach Roper et al. (2016):

- Für eine sichere Umgebung sorgen
- Kommunizieren
- Atmen
- Essen und Trinken
- Ausscheiden
- Sich sauber halten und kleiden
- Regulieren der Körpertemperatur
- Sich bewegen
- Arbeiten und Spielen
- Seine Geschlechtlichkeit leben
- Schlafen
- Sterben

2.1.1 Sich bewegen

Roper et al. (2016, S. 54) schreiben: „Körperbewegung ist ein grundlegender menschlicher Trieb und während des gesamten Lebens außerordentlich wichtig". „Sich bewegen" steht mit einer Reihe von anderen Lebensaktivitäten in unmittelbarer Verbindung, wie dem Ausscheiden, Essen und Trinken als auch der LA „Schlafen". Die Entwicklung des Kindes mit seinen ersten Gehversuchen und neu erlernten Bewegungsfertigkeiten soll unterstützt werden. Die Förderung von Gymnastik, Sport und Spiel fördert das Gleichgewicht und eine gute Haltung (vgl. Roper et al., 2016, S. 55). Potenzielle Gefahren für diese LA sind Erkrankungen der Gelenke, Lähmungen und jede Form der Immobilisation. Die Benutzung von Hilfsmitteln zum Erhalt der Mobilität wird hervorgehoben.

2.1.2 Lebensaktivität Sterben

Der Abschnitt der LA Sterben behandelt neben einer kurzen Erklärung der Ursachen des Todes auch die Euthanasie und die moralische, religiöse und rechtliche Diskussion darüber. Die Patientenverfügung als Wunsch der Patientinnen und Patienten über den Umgang mit ihnen bei schwerer Krankheit und im Sterben wurde von Roper et al. (2016) hier mit aufgenommen. Des Weiteren werden der Unfalltod durch Verkehrsunfälle und Naturkatastrophen genannt, sowie auch der Tod durch Gewalt in Form von Mord und Terrorismus, aber auch durch Kriegshandlungen. Annähernd am Schluss steht der Suizid des Menschen und die Beschreibung der emotionalen Gesichtspunkte, als auch des Glaubens und der Bräuche um das Sterben. Verlust und Trauer der Hinterbliebenen wird in folgendem Satz von Roper et al. (2016, S. 71) ausgedrückt: „,Die Trauernden' sind per Definition jene, die unter einem Verlust und dem Schmerz infolge eines Todesfalles leiden, jene, die sich auf eine bestimmte Weise mit dem Verstorbenen verbunden gefühlt haben; dies ist der ‚Preis einer Bindung'".

2.2 Die Lebensspanne

Gemäß der Definition von Roper et al. (2016, S. 72) „reicht [die Lebensspanne jedes Menschen] von der Geburt bis zum Tod, und die verschiedenen Phasen seiner Lebensspanne – Säuglingsalter, Kindheit, Adoleszenz, Erwachsenenalter, Rentenalter – beeinflussen sein Verhalten bei jeder LA". Die Lebensspanne eines Menschen kann selbstverständlich unterschiedlich lang sein und endet wie die Definition zuvor mit seinem Tod (vgl. Brandenburg & Dorschner, 2021, S. 236; Roper et al., 2016, S. 72). Über diese Zeit des Lebens verändern sich die Menschen durch verschiedene Erlebnisse, deren psychologische Verarbeitung und weitere Einflussfaktoren, wie: „biologische, […] soziokulturelle, umgebungsabhängige und wirtschaftspolitische Umstände […]" (Roper et al., 2016, S. 74).

2.3 Abhängigkeits-/Unabhängigkeits-Kontinuum

Dieses Konzept des Lebensmodells ist eng mit den LAs und der Lebensspanne verknüpft, da jeder Mensch seine Aktivitäten je nach Lebensphase unterschiedlich abhängig oder unabhängig ausführt (vgl. Brandenburg & Dorschner, 2021, S. 237; Roper et al., 2016, S. 74). Laut Roper et al. (2016, S.74) sind die beiden Außenpole dieses Kontinuums jeweils die vollständige Abhängigkeit und Unabhängigkeit zwischen denen sich ein Mensch bewegen kann. Unabhängigkeit wird gemäß Roper et al. (2016, S. 74) definiert „als die ‚Fähigkeit, eine LA ohne fremde Hilfe auf einem persönlich und gesellschaftlich akzeptablen Standard auszuführen'". Als bestes Beispiel werden Neugeborene und Säuglinge aufgezählt, die fast ausschließlich von äußerer Hilfe abhängig sind, aber auch Menschen mit Handicap. Allgemein sagen Roper et al. (2016), dass ein Mensch niemals in allen Bereichen seiner LAs vollkommen selbständig sein kann.

2.4 Faktoren, welche die LAs beeinflussen

„Individuelle Unterschiede bei der Ausführung von Lebensaktivitäten werden auf fünf Faktoren zurückgeführt, welche die LA beeinflussen" (Brandenburg & Dorschner, 2021, S. 237). Sie werden zur Beibehaltung der Einfachheit in fünf Hauptgruppen eingeteilt: biologische, psychologische, soziokulturelle, umgebungsabhängige und wirtschaftspolitische Faktoren (vgl. Roper et al., 2016, S. 76). Diese einzelnen Faktoren stehen in Beziehung zueinander und beeinflussen sich gegenseitig sowie auch die anderen Konzepte des gesamten Lebensmodells.

2.4.1 Biologische Faktoren

Es sind dies körperliche Einflüsse, wie der Aufbau und die Funktion der Organsysteme des Menschen, seine genetisch teils vorbestimmte Gestalt als auch seine physische Entwicklung. Die resultierenden körperlichen Fähigkeiten des Menschen sind abhängig vom Alter, also der Lebensspanne und haben direkte Wirkung auf seine Abhängigkeit/Unabhängigkeit bei der Ausführung der LAs (Roper et al., 2016).

2.4.2 Psychologische Faktoren

Auch diese sind wie die biologischen Einflüsse eng in Zusammenhang mit den LAs und der Lebensspanne zu betrachten (Roper et al., 2016). Es werden die Intelligenz, die Motivation und die Emotionen darunter eingruppiert (vgl. Brandenburg & Dorschner, 2021, S. 237; Roper et al., 2016, S. 76).

2.4.3 Soziokulturelle Faktoren

Die tiefe Prägung des Individuums durch Kultur und Religion wird mit ihrer Gesamtheit an geistigen, spirituellen als auch ethischen Aspekten unter den soziokulturellen Faktoren zusammengefasst (vgl. Roper et al., 2016, S. 81).

2.4.4 Umgebungsabhängige Faktoren

Der Begriff Umgebung an sich ist sehr weit gespannt, bezieht sich hierbei auf ökologische Einflüsse, wie die geographische Lage und das dort vorherrschende Klima sowie die Wohnsituation (Roper et al., 2016). Fawcett (1998, S. 18) schreibt: „[der] Begriff *Umwelt* [Herrv. d. Verf.] bezieht sich auf alle wichtigen Bezugspersonen und die objektiven Lebensumstände der Person".

2.4.5   Wirtschaftspolitische Faktoren

Diese Einflüsse beziehen sich auf alle gesetzlichen Aspekte im Sinne von sozialer Absicherung des Einzelnen, sowie seiner Familie durch den Staat und auch dessen ausgeübte Macht (vgl. Roper et al., 2016, S. 88 ff.). Es werden Themen der Wirtschaft angesprochen, der Geldmärkte und die Besteuerung des Handels innerhalb eines Staates sowie auch zwischen den Staaten.

2.5   Individualität im Leben

Die Individualität eines Menschen ist das Ergebnis aus den anderen vier Konzepten, und äußert sich gemäß Roper et al. (2016, S. 92) in der Ausführung seiner LAs, „wie der Mensch eine bestimmte LA ausführt", wie oft er dies tut, zu welchem Zeitpunkt und warum. Ebenso macht die Individualität aus, welches Wissen der Einzelne über die LA hat, welche Einstellung zur ihr vorherrscht und was er in Hinblick auf diese glaubt (Roper et al., 2016). Das Ziel der Konzeptionalisierung des Lebensmodells war gerade dieses Erkennen und Hervorheben der Individualität des Einzelnen im Leben (vgl. Roper et al., 2016, S. 95).

3   Das RLT-Pflegemodell

Das konzeptuelle Pflegemodell nach Roper et al. (2016) baut auf dem von den Autorinnen entwickeltem Lebensmodell auf. „Es ist eine unbestreitbare Tatsache, dass Menschen, die unabhängig vom Grund und von ihrem Aufenthaltsort auf den pflegerischen Teil von Gesundheitsdienstleistungen angewiesen sind, auch weiter ‚leben' müssen [...]" (Roper et al., 2016, S. 95). Das Pflegemodell unterscheidet sich im Groben nur in dem letzten Konzept zum Lebensmodell, dort als „Individualität im Leben" bezeichnet, heißt es hier „Individualisierung der Pflege". Gleich dem Lebensmodell hat das Pflegemodell das Ziel, durch die vier Konzepte, das Individuum in den Vordergrund zu stellen und den Patientinnen und Patienten eine an ihren Lebensstil angepasste Pflege zukommen zu lassen (vgl. Roper et al., 2016, S. 96).

3.1   Dem Pflegemodell zugrunde liegende Annahmen

Als Definition sagt Fawcett (1998, S. 12): „Annahmen sind inhaltliche Aussagen, die einzelne Konzepte miteinander verbinden". Roper et al. (2016, S. 98) haben 13 grundlegende Annahmen für ihr Pflegemodell aufgestellt, die aus dem Original im Anhang übernommen wurden und ihre Wertvorstellungen über die Pflege ausdrücken. Sie fassen grob gesagt die bis jetzt dargestellten Konzepte zusammen und bieten einen guten Überblick was Pflege bezüglich dieser   fünf Konzepte des RLT-Modells leitet.

3.2 Die Lebensaktivitäten (LAs) und die Lebensspanne

LAs stehen im Mittelpunkt des Pflegemodells und wurden im Rahmen des Lebensmodells bereits aufgelistet und auszugsweise erklärt. Die LAs sind laut Roper et al. (2016, S. 99 f.) Abbildung des Kerns der Pflege, also des Erkennens und Lösens von Problemen (aktuell oder potenziell) in Zusammenhang mit diesen Lebensaktivitäten. Den Patientinnen und Patienten Linderung zu verschaffen, wenn deren Probleme nicht zu lösen sind und eine positive Einstellung zu wahren sowie zu vermitteln gehören zu dieser Kernaussage. Die Lebensspanne stellt im Pflegemodell noch einmal deutlicher klar, welche Rolle die Pflege für alle Alters- und Entwicklungsstufen des Menschen einnimmt (Roper et al., 2016).

3.3 Abhängigkeitsgrad im Pflegemodell und Einflussfaktoren

Roper et al. (2016, S. 117) stellt fest, dass Pflegekompetenz die professionelle Einschätzung der Patientinnen und Patienten im Hinblick auf ihre noch vorhandenen Fähigkeiten wiederspiegeln soll. Wo noch Unabhängigkeit vorhanden ist, soll diese erhalten und gefördert werden. Die Menschen, welche in bestimmten LAs abhängig von Hilfe sind, sollen diese auch angemessen erhalten. Die zuvor dargelegten beeinflussenden Faktoren der LAs zeigen auf, warum es so deutliche Unterschiede bei deren Ausübung gibt und worauf die Pflegekräfte zu achten haben. Roper et al. (2016, S. 118 ff.) beschreiben ausführlich die Besonderheiten dieser Faktoren in Bezug auf den erkrankten Menschen und seine Pflege.

3.4 Individualisierung der Pflege

Der Pflegeprozess ist die Grundlage für eine individuelle Pflege und ist fester Bestandteil im RLT-Pflegemodell (vgl. Roper et al., 2016, S. 142). Die aktive Teilnahme der Patientinnen und Patienten sollte nach Möglichkeit erfolgen, um ihnen weiter das Recht auf Selbstbestimmung zu gewährleisten (Roper et al., 2016). Beim Assessment im Rahmen des Pflegeprozesses werden die individuellen Bedürfnisse und Eigenheiten festgestellt, nach denen die Pflege geplant und durchgeführt wird. Die Orientierung erfolgt nach den Lebensaktivitäten in Beziehung mit den restlichen vier Konzepten und ergibt so den roten Faden für die Pflege vor (Roper, 1997; Roper et al., 2016). Als Richtlinie haben Roper et al. (2016, S. 213 ff.) ein Beispiel für ein Patienten-/Klienten-Einschätzungsblatt und einen Pflegeplan entworfen, diese sind für interessierte Leser/-innen im Anhang zu finden.

4 Anwendungsstudie und Beispiele

Im Folgenden soll anhand einer Irischen Anwendungsstudie von Healy and Timmins (2003) die Verwendung des RLT-Modells in der Praxis dargestellt werden. Da das konzeptuelle

Pflegemodell von Roper ganz ausdrücklich die Individualität in Bezug auf die LAs und die umgebenden Konzepte in den Vordergrund stellt, wurde es an einem Neonatalen Transfer Setting am Coombe Women's Hospital in Dublin dahingehend getestet (vgl. Healy & Timmins, 2003, p. 792). Patricia Healy arbeitet als Krankenschwester auf einer neonatologischen Intensivstation und begleitet regelmäßig Neugeborenentransporte. Diese akademische Studie wurde aus rein wissenschaftlichen Zwecken durchgeführt, und spiegelte zu diesem Zeitpunkt noch nicht die reguläre Transfersituation in Irland wieder (vgl. Healy & Timmins, 2003, p. 794).

4.1 Was wird unter Neugeborenentransport verstanden?

In Irland wurde der neonatale Transport vor 20 Jahren relativ neu etabliert, in Großbritannien und den USA war dies schon ein seit langem stattfindender Standard (vgl. Healy & Timmins, 2003, p. 793). Ein Transfer wird notwendig, wenn Krankenhäuser ein krankes Neugeborenes oder Frühgeborenes in eine andere Klinik verlegen müssen, um ein höheres Level der Versorgung für dieses Kind zu gewährleisten (vgl. Healy & Timmins, 2003, p. 794). Ziel ist es, auf dem Transport die kontinuierliche intensivmedizinische Überwachung und Therapie des Neonaten bis zum Eintreffen in die weiterversorgende Klinik sicherzustellen (Healy & Timmins, 2003). Ebenso gehört es zu den Aufgaben des Transferteams die Weiterführung oder Einleitung der Erstversorgung und Stabilisierung vor der Verlegung durchzuführen. Das Team der transportierenden Ambulanz (vergleichbar mit einem Rettungswagen in Deutschland) besteht aus einem begleitendem Neonatologen, einer Krankenschwester und natürlich der Besatzung des Fahrzeugs. Sie sind alle speziell für das Fachgebiet der Neonatologie und den Transfer dieser fragilen Kinder ausgebildet (Healy & Timmins, 2003).

4.2 Beispielpatient Jonathon wird verlegt

Der in der Studie aufgeführte Patient ist ein Frühgeborenes der 28 Schwangerschaftswoche, entbunden via vaginaler Spontangeburt in einem peripheren Krankenhaus. Er wiegt 1200 g, der initiale Apgar Score war nach einer Minute 7 Punkte, nach fünf Minuten 9 Punkte. Die Autorinnen erklären kurz das Apgar-Schema nach Virginia Apgar und die Punkteverteilung. Beurteilt werden: das Hautkolorit, die Atmung, Herzfrequenz, Muskeltonus, und die Reflexe des neugeborenen Kindes (Healy & Timmins, 2003). Die Punkte werden pro Merkmal von 0 bis 2 vergeben, insgesamt können maximal 10 Punkte erreicht werden und sagen aus, dass für diesem Fall das Neugeborene in einem guten vitalen Zustand wäre (Baskett, 2000; Healy & Timmins, 2003). Das Transferteam wurde bestellt für die Verlegung von Jonathon in eine Klinik mit dem höheren Versorgungslevel 3 (in Irland → Level 3 - höchste Versorgungsstufe,

Level 1 – niedrigste Versorgungsstufe) (Healy & Timmins, 2003). Der kleine Patient wurde vom neonatologischen Team der verlegenden Klinik erstversorgt, unter der Wärmelampe endotracheal oral intubiert, assistiert-kontrolliert SIMV beatmet mit 80% Sauerstoff und erhielt einen intravenösen Zugang zur Volumengabe (vgl. Healy & Timmins, 2003, p. 794).

4.3 Assessment und Planung nach Roper et al. (2016)

Das Transportteam setzte die Therapie fort und begann von pflegerischer Seite zeitgleich mit dem Assessment anhand des RLT-Pflegemodells. Das Konzept nach Roper et al. (2016) zum Abhängigkeits-/Unabhängigkeits-Kontinuum wurde in Bezugnahme jeder LA auf aktuelle und potenzielle Pflegeprobleme von Jonathon geprüft (vgl. Healy & Timmins, 2003, p. 795). Die begleitende Krankenschwester war nur für diesen Transport abgestellt und erstellte einen auf Jonathon abgestimmten Pflegeplan, der an das übernehmenden Krankenhaus übergeben wurde (vgl. Healy & Timmins, 2003, p. 795). Das Ergebnis des Assessments wurde festgehalten: Jonathon ist ein Frühgeborenes und somit am Beginn seiner Lebensspanne. Gleichfalls ist er vollkommen abhängig von fremder Hilfe in Betracht des Abhängigkeits-/Unabhängigkeits-Kontinuums (Healy & Timmins, 2003). Alle biographischen und medizinischen Daten von Jonathon wurden gesammelt und in diesem Assessmentprozess verwendet. Dies geschah laut Healy and Timmins (2003, p. 795) durch Krankenbeobachtung, ärztliche und pflegerische Anamnese, körperliche Untersuchung und Information durch die an der Behandlung Mitwirkenden. Die Priorisierung der Pflegeprobleme orientierte sich an den Gesundheitsproblemen, die Einteilung erfolgte in akute und potenzielle Probleme. Nach diesem Assessment wurde ein strukturierter Pflegeplan für das Frühgeborene erstellt, der explizit für den Interhospitaltransfer Anwendung fand. Dieser war so gestaltet, dass eine Nutzung in der aufnehmenden Klinik gleichfalls möglich war und auch so wie zuvor geschrieben weitergereicht wurde (Healy & Timmins, 2003). Da der Transport nur eine kurze Zeitspanne ausmacht, können Probleme bei der Festlegung des zeitlichen Rahmens für die Pflegeziele und die Evaluation auftreten. Healy and Timmins (2003) halten sich an Vorerfahrungen anderer Forscher auf dem Gebiet der Neonatologie und empfehlen für den Transport die Pflegemaßnahmen bis zum Erreichen der aufnehmenden Klinik festzulegen. Dann ist ein Reassessment des neuen Versorgerteams für das Neugeborene vorzunehmen (Healy & Timmins, 2003).

4.4 Nutzen des RLT-Modells für den neonatalen Interhospitaltransport

Die Wissenschaftler/-innen kommen anhand dieser Studie die Feststellung treffen, dass das Pflegemodell nach Roper et al. (2016) eine logische und systematische Herangehensweise an den Pflegeprozess bezüglich des neonatalen Transfers ermöglicht (vgl. Healy & Timmins, 2003, p. 796). Das einfach und klar gehaltene RLT-Modell kann den Pflegekräften einen roten Faden vorgeben, der besonders für das Assessment geeignet ist. Abschließend zu dieser Studie wird gesagt: „The RLT model provided an excellent framework for outlining baby Jonathon´s problems and inclusion of the family" (Healy & Timmins, 2003, p. 797).

4.5 Beispiele zum RLT-Modell

Hiermit soll kurz das konzeptuelle Pflegemodell anhand von kleinen Beispielen aus der Praxis näher in seinen Anwendungsmöglichkeiten dargestellt werden. Diese Fälle von pädiatrischen Intensivpatienten sind Studien entnommen, die nicht in dem Zusammenhang mit dem RLT-Modell erstellt wurden. Sie sind aber so eindrücklich und klar, dass sich mit ihnen der Pflegeprozess gut vorstellen lässt.

Ein Beispiel für die LA Schlafen ist ein Review von Blake et al. (2015), „Sleep positioning systems for children with cerebral palsy". In diesem Review werden automatische Schlafpositionsgeräte für Kinder mit Zerebralparese in ihrer Wirksamkeit verglichen mit dem Positionswechsel durch Pflegekräfte. Die regelmäßigen Lagewechsel durch „sleep positioning systems" im Schlaf vermeiden Hüftgelenksveränderungen, fördern den Komfort, vermindern Schmerzen und können dadurch den Schlaf dieser Kinder verbessern (vgl. Blake et al., 2015, p. 1). Da der Schlaf von Kindern mit geistiger Behinderung oft unregelmäßig und ohnehin schon gestört ist, stand nahe solche Systeme zu entwickeln (Blake et al., 2015). Die LA Schlafen hat in diesem Beispiel auch starke Berührungspunkte mit den LAs „Sich bewegen" und „Für eine sichere Umgebung sorgen". Diese Kinder sind meist stark bis vollkommen von anderen Menschen in ihren LAs abhängig. Das Dilemma hier ist, für einen guten erholsamen Schlaf zu sorgen und dennoch regelmäßige Positionswechsel durchzuführen.

Ein weiteres Beispiel beleuchtet die Ernährungssituation kritisch kranker Patientinnen und Patienten auf der pädiatrischen Intensivstation. Wie das folgende Review zeigt, wurden insbesondere in Zusammenhang mit der wichtigen LA „Essen und Trinken" unter Fachleuten viele Diskussionen geführt (Joffe et al., 2016). Mit dem Review „Nutritional support for critically ill children" von Joffe et al. (2016) wurde versucht die Frage nach der optimalen Ernährung für das beste Überlebens-Outcome kritisch kranker Kinder zu beantworten. Auch in diesem Fall sind die Patientinnen und Patienten durch die schwere ihrer Erkrankung oder Verletzung in den meisten LAs stark bis vollkommen abhängig von den Pflegenden. Die Ernährung, ob parenteral oder enteral wird für Kinder im kritischen Zustand von außen übernommen.

Zhang et al. (2021) beleuchten in ihrer Studie die palliative Pflege von Kindern in China und die aus wirtschaftlichen Gründen auftretenden Probleme in der Versorgung. Die meisten Kinder dieser Studie waren an einer akuten lymphatischen Leukämie oder einem Neuroblastom erkrankt. Die Betreuung erfolgte zu Hause und in der Klinik. Die Probleme, welche die unterschiedlich alten Patientinnen und Patienten im letzten Monat ihres Lebens hatten, waren (vgl. Zhang et al., 2021, p. 1): Scherzen, Appetitlosigkeit, Müdigkeit, Fieber und Dyspnoe.. Die individuellen Bedürfnisse in der letzten Phase des Lebens im Hinblick auf die vier Konzepte des RLT-Modells verändern sich bei diesen Erkrankungen schnell und die Pflege muss genau so schnell darauf reagieren können. Besondere LAs sind hier: „Schlafen", „Sich bewegen", „Essen und Trinken" sowie „Arbeiten und Spielen".

5 Schlussfolgerungen zum RLT-Modell

Die Anwender/-innen hatten nach Roper et al. (2916, S. 183) teilweise Probleme komplexe Pflegeprobleme, wie Schmerzen und Blutungen innerhalb des Pflegemodells zu verorten. Das Werk „Pflegeprinzipien im Pflegeprozess" (Roper, 1997) greift genau diese umfangreichen Themen auf und nimmt Bezug auf die betroffenen LAs. Im Gesamten lässt sich durch das RLT-Pflegemodell gut ein „roter Faden" für den Pflegeprozess und besonders dessen Assessment finden. Für pädiatrische Intensivpatientinnen und -patienten ist ein einfaches und klares Pflegemodell wie dieses mit den LAs schnell anwendbar und bietet die Möglichkeit ihre grundlegenden Bedürfnisse zu erkennen und zu formulieren. Die Voraussetzungen, unter denen Intensivpflegekräfte diese Bedürfnisse erkennen können sind vielfältig und hängen auch von ihren Kompetenzen ab (Benner, 2017). Mit dem Thema des kindlichen Wohlbefindens beschäftigt sich das Arbeitskomitee Kind im Krankenhaus (AKIK), ein Verein von Ehrenamtlichen, die sich in vielen Projekten engagieren. Auf ihrer Internetseite ist auch die 1988 geschriebene Charta der European Association For Children In Hospital (EACH-Charta) mit ihren 10 Artikeln zu finden (AKIK - Aktionskomitee KIND IM KRANKENHAUS, 2021). Sie beinhaltet die Rechte von Kindern und Jugendlichen im Krankenhaus. Das RLT-Pflegemodell ist in seinen Annahmen mit der EACH-Charta im Einklang.

Abschließend soll an dieser Stelle noch eine sehr interessante australische Studie von Foster et al. (2019) erwähnt werden. Sie beschäftigt sich mit den kindlichen Bedürfnissen in der Klinik mittels einem explizit an die Kinder gerichteten und gestalteten Fragebogen. Die Fragen bezogen sich auf für Kinder wichtige Bereiche: die Erreichbarkeit des Spielzimmers, kleine Geschenke nach Untersuchungen, Zuhören des Personals, Geräte erklärt bekommen, andere Kinder nicht traurig sehen und viele Punkte mehr (vgl. Foster et al., 2019, p. 2253).

Einige dieser Ergebnisse können auch für die pädiatrische Intensivpflege inspirierend sein, neue Aspekte aufzeigen und sollten nach Möglichkeit in den Pflegeprozess mit aufgenommen werden.

Literaturverzeichnis

AKIK - Aktionskomitee KIND IM KRANKENHAUS. (2021, August 12). *European association for children in hospital - charta.* https://www.akik.de/was-wir-tun/each/each-charta/

Baskett, T. F. (2000). Virginia Apgar and the newborn Apgar score. *Resuscitation, 47*(3), 215–217. https://doi.org/10.1016/S0300-9572(00)00340-3

Benner, P. E. (2017). *Stufen zur Pflegekompetenz = From novice to expert* ((M. Wengenroth, Trans.)) (3. Aufl.). Hogrefe.

Blake, S. F., Logan, S., Humphreys, G., Matthews, J., Rogers, M., Thompson-Coon, J., Wyatt, K., & Morris, C. (2015). Sleep positioning systems for children with cerebral palsy. *The Cochrane Database of Systematic Reviews*(11), CD009257. https://doi.org/10.1002/14651858.CD009257.pub2

Brandenburg, H., & Dorschner, S. (Hrsg.). (2021). *Pflegewissenschaft 1* (4. Aufl.). Hogrefe.

Fawcett, J. (1998). *Konzeptuelle Modelle der Pflege im Überblick* (2. Aufl.). Huber.

Foster, M., Whitehead, L., & Arabiat, D. (2019). Development and validation of the needs of children questionnaire: An instrument to measure children's self-reported needs in hospital. *Journal of Advanced Nursing, 75*(10), 2246–2258. https://doi.org/10.1111/jan.14099

Hallensleben, J. (2003). Typologien von Pflegemodellen Diskussion ihrer Nützlichkeit unter besonderer Berücksichtigung der Typologie von a. I. Meleis. *Pflege & Gesellschaft, 8*(2), 59–67. https://www.livivo.de/doc/C689726

Harmer, B., & Henderson, V. (1955). *Textbook of the Principles and Practice of Nursing* (5th ed.). Macmillan New York. https://lccn.loc.gov/55012634

Healy, P., & Timmins, F. (2003). Using the Roper-Logan-Tierney model in neonatal transport. *British Journal of Nursing (Mark Allen Publishing), 12*(13), 792–798. https://doi.org/10.12968/bjon.2003.12.13.11347

Henderson, V. (1977). *Grundregeln der Krankenpflege* (3. Aufl.). Int.Council of Nurses ICN 1977. https://www.livivo.de/doc/HECLINETHN114092

Joffe, A., Anton, N., Lequier, L., Vandermeer, B., Tjosvold, L., Larsen, B., & Hartling, L. (2016). Nutritional support for critically ill children. *The Cochrane Database of Systematic Reviews*(5), CD005144. https://doi.org/10.1002/14651858.CD005144.pub3

Meleis, A. (2008). Die Theorieentwicklung der Pflege in den USA. In D. Schaeffer, M. Moers, H. Steppe, & A. Meleis (Hrsg.), *Pflegetheorien: Beispiele aus den USA* (2. Aufl., S. 17–37). Huber.

Meleis, A. I. (1999). *Pflegetheorie: Gegenstand, Entwicklung und Perspektiven des theoretischen Denkens in der Pflege.* Huber.

Roper, N. (1980). *The Elements of Nursing. A Model for Nursing based on a Model of Living.* Churchill Livingstone.

Roper, N. (1997). *Pflegeprinzipien im Pflegeprozeß.* Huber.

Roper, N., Logan, W. W., & Tierney, A. J [Alison J.]. (1982). *The Elements of Nursing* (Reprinted.). Churchill Livingstone.

Roper, N., Logan, W. W., & Tierney, A. J [Alison J.]. (2000). *The Roper-Logan-Tierney Model of Nursing: Based on Activities of Living.* Churchill Livingstone.

Roper, N., Logan, W. W., & Tierney, A. J [Alison J.]. (2016). *Das Roper-Logan-Tierney-Modell: Basierend auf den Lebensaktivitäten (LA)* (3. Aufl.). Hogrefe.

Schaeffer, D., Moers, M., Steppe, H., & Meleis, A. (Hrsg.). (2008). *Pflegetheorien: Beispiele aus den USA* (2. Aufl.). Huber.

Schrems, B. (2011). Theorieentwicklung in der Pflege im 21. Jahrhundert. *Pflege, 24*(6), 1–2. https://doi.org/10.1024/1012-5302/a000164

Schrems, B. (2021). *Der Prozess des Diagnostizierens in der Pflege.* Facultas.

Stemmer, R. (2003). Pflegetheorien und Pflegeklassifikationen. *Pflege & Gesellschaft, 8*(2), 51–58. https://www.livivo.de/doc/C689725

Tierney, A. J [A. J.] (1998). Nursing models: Extant or extinct? *Journal of Advanced Nursing, 28*(1), 77–85. https://doi.org/10.1046/j.1365-2648.1998.00766.x

Williams, B. C. (2017). The Roper-Logan-Tierney model of nursing. *Nursing Critical Care, 12*(1), 17–20. https://doi.org/10.1097/01.CCN.0000508630.55033.1c

Zhang, A., Bing, L., Mi, Q., Zhou, F., & Wang, J. (2021). Pediatric palliative care for children with cancer in a children's tertiary hospital in china: Six-year experience of a pediatric palliative care service. *Palliative Medicine Reports, 2*(1), 1–8. https://doi.org/10.1089/pmr.2020.0030

Anhang

I Diagramm des Lebensmodells nach Roper et al. (2016)

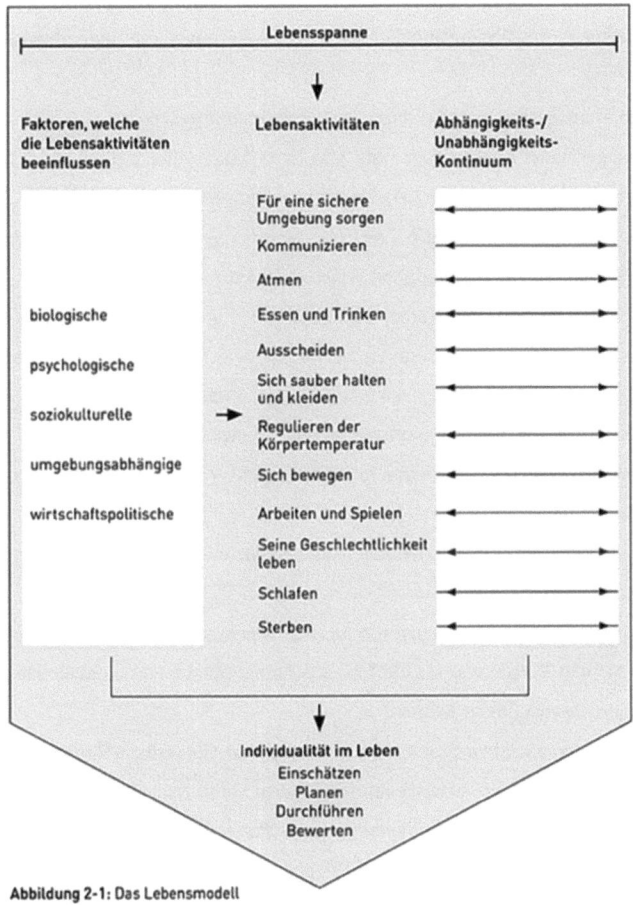

Abbildung 2-1: Das Lebensmodell

Abbildung 1: Das Lebensmodell

Quelle 1: Roper et al. (2016, S. 28)

II Grundlegende Annahmen zum RLT-Modell

Aus dem Original übernommene Annahmen von Roper et al. (2016, S. 98 f.):

- Leben kann als eine Verbindung von Lebensaktivitäten (LAs) beschrieben werden.
- Die verschiedenen Ausführungsmöglichkeiten der LAs tragen zur Individualität im Leben bei.
- Der einzelne Mensch wird in jeder Phase der Lebensspanne geachtet.
- Während der gesamten Lebensspanne bis zum Erwachsenenalter werden die meisten Menschen bei der Ausführung von LAs immer unabhängiger.
- Während auf eine Unabhängigkeit bei den LAs Wert gelegt wird, darf die Würde des Einzelnen nicht durch eine Abhängigkeit verletzt werden.
- Kenntnisse, Einstellungen und Verhaltensweisen des Einzelnen bezüglich der LAs werden durch unterschiedliche Faktoren beeinflußt, welche im weitesten Sinne als biologische, psychologische, soziokulturelle, umgebungsabhängige und wirtschaftspolitische Faktoren kategorisiert werden können.
- Die Ausführungsweise der LAs kann in Abhängigkeit von den Möglichkeiten des einzelnen Menschen variieren.
- Ist ein Mensch ‚krank', kann es zu (aktuellen oder potenziellen) Problemen mit den LAs kommen.
- Während ihrer Lebensspanne erleben die meisten Menschen signifikante Ereignisse, welche die Art und Weise, wie sie die LAs ausführen, prägen und zu aktuellen oder potenziellen Problemen führen können.
- Das Konzept der potenziellen Probleme bezieht sich auf Gesundheitsförderung und -erhaltung sowie auf Krankheitsverhütung; zudem bestimmt es die Rolle des professionell Pflegenden als Gesundheitserzieher, selbst in Krankheitsfällen.
- Im Kontext der Gesundheitspflege gehen Pflegende mit den Patienten/Klienten eine professionelle Beziehung ein, wobei der Patient/Klient nach Möglichkeit eine autonome, urteilsfähige Person bleibt.
- Pflegende sind Teil des multiprofessionellen Gesundheitsteams, das partnerschaftlich zum Wohle des Klienten/Patienten und zugunsten der Gesundheit aller arbeitet.
- Die spezifische Funktion der Pflege besteht darin, dem einzelnen Menschen dabei zu helfen, (aktuelle oder potenzielle) Probleme mit den LAs zu vermeiden, zu lindern, zu lösen oder aber positiv damit umzugehen.

III Patienten-/Klienten-Einschätzungsblatt

Patienten-/Klienten-Einschätzungsblatt:
persönliche und gesundheitsrelevante Angaben

Datum der Aufnahme	Datum der Einschätzung	Unterschrift des Pflegenden

Familienname   Vorname

männlich ☐   Alter ☐   möchte angesprochen werden als
weiblich ☐

Geburtsdatum _____
alleinstehend/verheiratet/verwitwet/anderes

Adresse/Hauptwohnsitz _____

Wohnverhältnisse
(gegebenenfalls inkl.
Zugangsmöglichkeiten) _____

Familie/andere Mitbewohner

Nächste Verwandte/ andere Kontaktperson	Name	Adresse
	Beziehung	Tel.-Nr.

Wichtige Bezugspersonen
(inkl. Verwandte, Abhängige,
Besucher, Nachbarn) _____

Hilfsdienste _____

Beschäftigung _____

Religion/Überzeugung und
relevante Praktiken _____

Letzte bedeutende
Lebensereignisse/-krisen _____

Vorstellung des Patienten/
Klienten vom derzeitigen
Gesundheitszustand _____

Vorstellung der Betreuungs-
personen vom Gesundheits-
zustand des Patienten/
Klienten _____

Grund des Kontaktes mit
dem Gesundheitsdienst _____

Medizinische Informationen
(z. B. Diagnose, Kranken-
geschichte, Allergien) _____

Hausarzt, Adresse, Tel.-Nr. _____

Pläne bezügl. Entlassung

Seite eins Roper-Logan-Tierney © Harcourt Publishers Limited 2000

Abbildung A2-1: Pflegemodell-Einschätzungsblatt, allgemein

Abbildung 2: Patienten-/Klienten-Einschätzungsblatt, allgemein

Quelle 2: Roper et al. (2016, S.213)

Patienten-/Klienten-Einschätzungsblatt: Einschätzung der LAs			
			Datum
	Lebens-aktivitäten (LAs)	Bisherige Gewohnheiten: Was kann/kann nicht unabhängig durchgeführt werden? Bewältigungsstrategien	Patientenprobleme: aktuelle/potenzielle (p)
Erinnerung an die Konzepte			
Die 12 LAs			
Für eine sichere Umgebung sorgen			
Kommunizieren			
Atmen			
Essen und Trinken			
Ausscheiden			
Sich sauber halten und kleiden			
Regulieren der Körpertemperatur			
Sich bewegen			
Arbeiten und Spielen			
Seine Geschlecht-lichkeit leben			
Schlafen			
Sterben			
Lebensspanne			
Abhängig/ Unabhängig			
Faktoren biologische			
psychologische			
umgebungs-abhängige			
wirtschafts-politische			

Seite zwei Roper-Logan-Tierney © Harcourt Publishers Limited 2000

Abbildung A2-2: Pflegemodell-Einschätzungsblatt, LAs

Abbildung 3: Pflegemodell-Einschätzungsblatt, LAs

Quelle 3: Roper et al. (2016, S. 214)

Pflegeplan: in Verbindung mit den LAs

Ziele	vom Pflegenden initiierte Pflegemaß-nahmen in Verbindung mit den LAs	Bewertung

Seite drei Roper-Logan-Tierney © Harcourt Publishers Limited 2000

Abbildung A2-3: Pflegemodell-Pflegeplan bezüglich LAs

Abbildung 4: Pflegemodell-Pflegeplan bezüglich LAs

Quelle 4: Roper et al. (2016, S. 215)

Pflegeplan: in Verbindung mit medizinischen/anderen Verordnungen

Pflegemaßnahmen in Verbindung mit medizinischen/anderen Verordnungen	Ziele	Bewertung

weitere Notizen

Seite vier Roper-Logan-Tierney © Harcourt Publishers Limited 2000

Abbildung A2-4: Pflegemodell-Pflegeplan und medizinische Verordnungen

Abbildung 5: Pflegemodell-Pflegeplan und medizinische Verordnungen

Quelle 5: Roper et al. (2016, S. 216)

Medikamentenverordnung					
Datum	Verordnung	Dosis	Verabreichungsform	Häufigkeit	abgesetzt

Behandlungsanordnungen				
Datum	Verordnung	Häufigkeit	Reaktion	abgesetzt

Seite fünf Roper-Logan-Tierney © Harcourt Publishers Limited 2000

Abbildung A2-5: Pflegemodell und Medikamenten-, Behandlungsverordnung

Abbildung 6: Pflegemodell und Medikamenten-, Behandlungsverordnung

Quelle 6: Roper et al. (2016, S. 217)

Geliehene Hilfsmittel				
Datum	Artikel	Quelle		zurückgegeben

Termine				
Datum	Ort	Gründe	Beförderung	arrangiert

Hilfsdienste			
Dienst	Datum	Bemerkungen	abgesetzt
Sozialarbeiter			
Essen auf Rädern			
Haushaltshilfe			
Palliativpflege			
Nachtpflege			
Physiotherapie			
Beschäftigungstherapie			
Sprachtherapie			
Fußpflege			
Tagesklinik			
ehrenamtliche Dienste			
andere			

Seite sechs Roper-Logan-Tierney © Harcourt Publishers Limited 2000

Abbildung A2-6: Pflegemodell und Hilfsmittel, -dienste

Abbildung 7: Pflegemodell und Hilfsmittel, -dienste

Quelle 7: Roper et al. (2016, S. 218)

IV Anwendungsstudie RLT-Modell

Anm. der Red.: Die Abb. wurden aus urheberrechtlichen Gründen entfernt.